Dr Jules LABBE
a Faculté de Médecine
de Paris

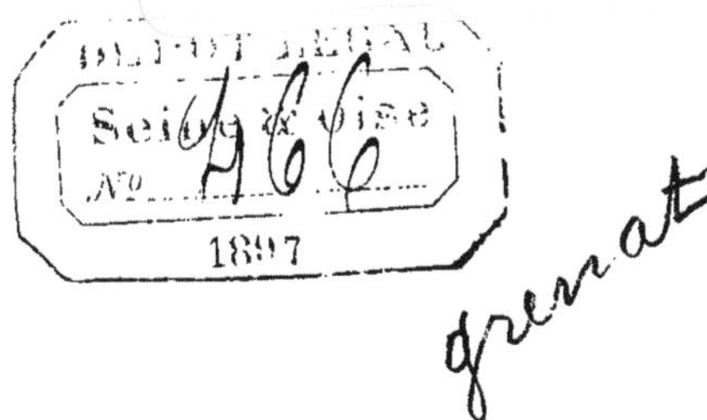

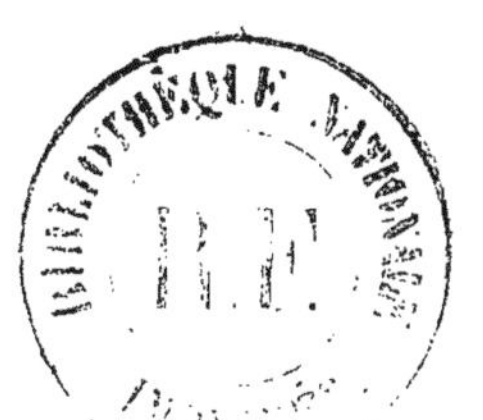

Des

Abcès de l'Encéphale

consécutifs

aux Otites moyennes chroniques suppurées

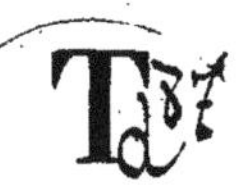

PARIS
Paul DELMAR
29, rue des Boulangers

Dr Jules LABBE
la Faculté de Médecine
de Paris

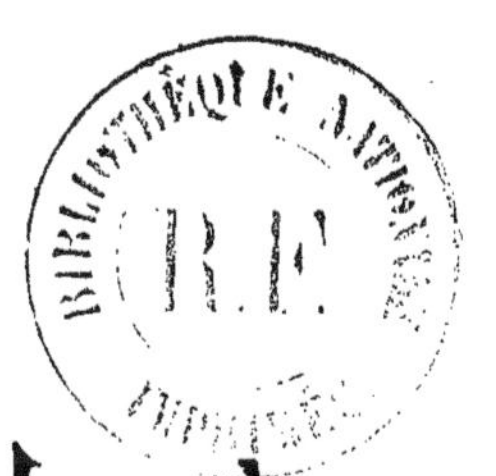

Des Abcès de l'Encéphale consécutifs aux Otites moyennes chroniques suppurées

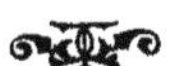

PARIS
Paul DELMA
29, rue des Boulangers

MEIS ET AMICIS

A MON PRÉSIDENT DE THÈSE

MONSIEUR LE PROFESSEUR TILLAUX

Chirurgien des Hôpitaux
Membre de l'Académie de Médecine
Commandeur de la Légion d'honneur

A MON PREMIER MAITRE DANS LES HOPITAUX

MONSIEUR LE PROFESSEUR LEMOINE

Professeur de Clinique médicale

à la Faculté de Lille

Arrivé au terme de nos études médicales, qu'on nous permette de nous acquitter des nombreuses dettes de reconnaissance que nous avons contractées envers tous ceux qui nous ont guidé et aidé de leurs conseils.

Que notre premier maître dans les hôpitaux, M. le professeur Lemoine de la Faculté de Lille, veuille bien accepter ici le témoignage de notre gratitude.

C'est aux enseignements de M. le professeur Pinard que nous devons nos connaissances osbtétricales. Qu'il nous permette de lui témoigner ici notre profonde reconnaissance.

Nous tenons à remercier également M. le Dr Marie, médecin des hôpitaux, qui nous a appris, au lit du malade, l'art difficile du diagnostic et les ressources de la thérapeutique.

Nous avons eu la bonne fortune de pouvoir entendre souvent M. le professeur Duplay, chirurgien de l'Hôtel-Dieu.

dans ses leçons magistrales ; qu'il veuille bien accepter ici l'hommage de notre souvenir.

Que M. le professeur Tillaux, dont nous sommes fier d'avoir été l'élève, et qui a bien voulu nous faire l'honneur d'accepter la présidence de cette thèse daigne accepter ici nos remerciements. Sa bienveillance à notre égard sera toujours présente à notre mémoire.

DES ABCÈS

DE L'ENCÉPHALE

CONSÉCUTIFS AUX OTITES MOYENNES CHRONIQUES SUPPURÉES

DÉBUT

L'encéphalite aigue, suppurée, dite protopathique, est exceptionnelle ; plus fréquentes sont les encéphalites consécutives aux suppurations de voisinage et, notamment, aux otites et aux sinusites suppurées. Nous n'envisagerons ici que les suppurations encéphaliques engendrées par les lésions auriculaires, parce qu'elles sont de beaucoup les plus répandues.

Selon Lebert, dans le quart des cas des abcès cérébraux, il faut incriminer l'infection d'origine otique.

Pour Krishaber et Reynold, celle-ci compterait pour un tiers sans l'étiologie des abcès cérébraux.

MM. Picqué et Février vont encore plus loin en attribuant

aux suppurations de l'oreille la moitié des cas d'encéphalite suppurée (1).

Avant d'aborder l'étude de la question, nous croyons utile, indispensable même de tracer en quelques lignes succinctes l'historique de cette redoutable complication.

1. Picqué et Février : *Abcès d'origine otique. Annales des maladies de l'oreille et du larynx.* — Décembre, 1892.

HISTORIQUE

Il faut reconnaître tout d'abord que nos connaissances sur les suppurations cérébrales consécutives aux otites sont de date relativement récente, et cet état d'ignorance dans lequel nous sommes longtemps restés s'explique parfaitement par l'extrême dissemblance des différents tableaux cliniques sous lesquels se présente généralement l'affection qui devient alors un véritable protée pathologique dont le diagnostic est des plus difficiles à établir.

La méningite si vague, si mal définie dans sa symptomatologie servait d'étiquette aux divers symptômes cérébraux survenant dans le cours de l'otite suppurée ; on se gardait naturellement d'intervenir et cette absence de contrôle laissait ignorée la nature de la lésion. Nos connaissances sur ce sujet en restèrent à ce point, jusqu'au jour où d'intéressants travaux attirèrent l'attention sur cette importante question.

Lebert, comme nous l'avons déjà dit, fut un des premiers

auteurs qui insista sur la fréquence des abcès cérébraux dans les inflammations suppurées de l'oreille (1).

Suivant lui, il ne fallait jamais négliger l'examen de l'oreille dans l'abcès cérébral.

En 1868. Trœltsch insiste sur les complications céphaliques « ab aure lœsa » qui s'expliquent par les rapports intimes du rocher avec les méninges et le cerveau et il termine en disant :

« Je vous le demande, Messieurs, connaissez-vous dans « l'organisme humain une seule cavité qui, dans un espace « si petit, touche à tant d'organes importants et pour « laquelle on doive redouter autant que pour la caisse du « tympan, en raison même de ses rapports anatomiques, « les suppurations et leurs conséquences, à savoir l'ulcéra- « tion et la carie? » (2)

Schubert montre que l'otite purulente chronique est souvent le point de départ des abcès de l'encéphale. Barker et Barr indiquent leur extrême fréquence dans l'âge adulte; Hecke de Breslau consacre toute une étude à la pathogénie et à l'exposé symptomatique des abcès extra-dure-mériens ; Otto et Korner étudient les complications intra-crâniennes des caries du rocher et signalent l'importance de l'encéphalite suppurée (3).

Brieger note la nécessité de l'examen ophtalmoscopique et

1. Lebert. — *Arch. de Virchow*, t. x, p. 78-1856.
2. Trœltsch. — *Traité des maladies de l'oreille.* — 1868.
3. Otto et Korner. — *Arch. für Ohrenh, Bd.* xxvii. — Heft 2 et 3.

la valeur de la présence de la peptone dans les urines pour le diagnostic des abcès du cerveau.

Albert Robin étudie l'évolution de cette complication et lui décrit trois formes :

Une forme latente, une forme rapide et une forme foudroyante, laquelle tue en quelques heures. Mac-Even fixe le lieu d'ouverture pour la trépanation qu'il pratique à 0.06 c. au-dessus du conduit auditif externe ; d'après M. Poirier, le point de Mac-Even serait trop haut, et il est préférable de trépaner plus bas, à 0.03 c. au-dessus du méat auditif sur la verticale qui passe par ce conduit (1).

Borlée fait quelques considérations sur la trépanation pratiquée pour les abcès cérébraux (2).

Braun consacre également un mémoire à l'étude du traitement chirurgical des suppurations de l'encéphale (Arch. f. Ohrenh. 1889-90, t. XXIX) étudié également par Dodge, Eskridge, Ferrier and Horsley, Greenfield, Guldenarm, Huysman, Harrisson. En France, MM. Broca (3) et Chipault décrivent les variétés des abcès cérébraux d'origine otique et insistent avec détails sur les meilleurs procédés opératoires.

1. Poirier. — *Topographie crânio encéphalique.* Paris, 1891.
2. Borlée. — *Bull. ac. roy. med, Belgique.* Bruxelles, t. V.
3. Broca. — *Abcès du cerveau et méningites consécutives à des suppurations de l'oreille moyenne.* Soc. anat. Juillet 1894, p. 561

ÉTIOLOGIE ET SIÈGE

Nous connaissons la cause la plus commune des suppurations intra-crâniennes; c'est, nous l'avons dit, l'otite purulente et surtout l'otite moyenne chronique quelle que soit la nature du principe infectieux.

D'après Lebert, les hommes seraient plus souvent atteints que les femmes; sur 80 cas cités par lui, on relève 53 hommes, 24 femmes et 3 enfants. C'est principalement de 16 à 30 ans que s'observe cette complication.

C'est généralement au voisinage des lésions osseuses, pétro-martoïdiennes, que l'on rencontre l'abcès; tantôt, il s'agit d'une collection extra-durale, tantôt et plus souvent on se trouve en présence d'un abcès encéphalique.

La collection pulurente peut siéger à une certaine distance du foyer originel, c'est ainsi qu'on l'a vue dans la partie moyenne du cerveau, au voisinage des corps opto-striés, dans le lobe frontal, dans le lobe occipital du même côté que la lésion osseuse et quelquefois même dans l'hémisphère opposé.

On a noté sa présence également dans la protubérance (cas de M. le Professeur Berger) et plus souvent dans le cervelet.

L'abcès n'est pas toujours unique et l'on rapporte des cas où il y avait des abcès multiples disséminés dans le parenchyme cérébral. Ainsi sur les 80 cas de Lebert, il y en avait 23 avec plusieurs foyers.

L'abcès lorsqu'il est central, peut être réuni au foyer de l'oreille par un simple trajet fistuleux à peine perceptible ; d'autres fois, c'est une large brèche qui met en communication les deux cavités purulentes : Stoll a vu un abcès cérébelleux communiquer largement avec le temporel atteint de nécrose.

Brodie parle d'un abcès enkysté situé dans l'hémisphère gauche qui mesurait 3 pouces de largeur et atteignait en bas le rocher carié avec lequel il communiquait jusque dans le conduit auditif par une fistule de la dure-mère.

O'Brien relate un cas d'abcès cérébral en communication très manifeste avec un second foyer purulent sous-jacent aux muscles de la fosse temporale.

ANATOMIE-PATHOLOGIQUE

Le volume de l'abcès cérébral est variable; il varie depuis les faibles dimensions d'un grain de millet jusqu'à celles du poing, constituant alors une vaste caverne occupant toute l'étendue d'un lobe.

Le pus peut être infiltré ou enkysté. Dans le premier cas, la paroi manque totalement et l'épanchement purulent mal limité entre en contact immédiat avec la pulpe cérébrale qui se laisse facilement dissocier par les fusées purulentes.

Dans les cas d'enkystement, la poche présente une membrane pyogénique qui lui est propre et qui circonscrit nettement sa cavité.

Le pus se présente tantôt sous l'aspect d'un liquide jaunâtre, crémeux, franchement phlegmonneux, tantôt il apparaît sous la forme d'un liquide sanieux. mal lié, d'une horrible fétidité.

Les microbes sont habituellement les mêmes que ceux qui ont déterminé la lésion otique : le *streptocoque*, surtout, le bacille de Koch, le staphylocoque, le pneumocoque, le bacille d'Eberth sont les microorganismes que l'on rencontre dans la majorité des cas.

Le tissu cérébral qui limite la collection purulente est le siège d'une altération manifeste qui répond aux lésions du ramollissement jaune avec la présence d'éléments granuleux que le microscope décèle en abondance.

Dans les parties superficielles de la substance cérébrale, sous-jacentes aux méninges, on note une sorte d'affaissement caractéristique répondant surtout au foyer profond ; les sillons et les scissures deviennent moins accusés, les plis des circonvolutions sont moins accentués et les méninges qui les recouvrent sont épaissies, adhérentes et parfois tapissées d'un exsudat purulent.

PATHOGÉNIE

On a longtemps discuté sur le mode de formation des abcès encéphaliques consécutifs aux suppurations otiques.

Suivant les uns, l'infection du cerveau se propagerait toujours par simple continuité.

Suivant M. le Professeur Duplay, le pus se fait jour, le plus souvent par la paroi supérieure de la caisse tympanique ou par la voûte de l'antre mastoïdien ; plus rarement, il fait issue par la fissure du muscle interne du marteau ou par la paroi postérieure perforée ; on l'a vu également s'infiltrer dans les espaces pneumatiques ou pénétrer par le méat auditif interne ou le canal Fallope et arriver ainsi jusqu'aux méninges et au cerveau.

Toutefois l'infection cérébrale peut être réalisée par un autre mécanisme ; les nombreuses communications vasculaires qui relient la circulation méningo-encéphalique à celle de l'oreille expliquent comment, dans certaines circonstances, l'inflammation peut se transmettre de l'une à l'autre sans que les os soient malades.

On a vu, en effet, dans plusieurs autopsies, des abcès enkystés du cerveau ou du cervelet nettement séparés du foyer auriculaire par une certaine épaisseur de substance cérébrale saine.

Itard lui-même n'avait-il pas été conduit par la constatation de ces faits à admettre que l'otite était consécutive à l'encéphalite ?

D'autres auteurs avaient même pensé avec lui, que l'otorrhée résultait parfois de l'ouverture dans l'oreille de l'abcès du cerveau, c'était l'opinion de Bertin.

M. le Professeur Duplay ne partage pas cet avis et, d'accord en cela avec Toynbee, Gull et Lebert, il reconnaît que la cause première de tous les accidents méningo-encéphaliques, est l'infection otique, chronique, du moins dans la majorité des cas.

Brown-Séquard pense que les troubles cérébraux et les lésions qui les engendrent sont dus à une inflammation réflexe ayant son point de départ dans le rocher malade. La vérité est que, le plus généralement, l'abcès cérébral est dû à une propagation à l'encéphale de l'infection otique soit par simple contiguité, soit par l'intermédiaire des vaisseaux.

Pour Toynbee, les phlegmasies du conduit auditif externe retentiraient plus spécialement sur le cervelet, celles de la caisse sur le cerveau et celles de l'oreille interne sur le bulbe.

SYMPTOMATHOLOGIE

Il est de règle en général, de décrire à l'encéphalite suppurée trois périodes bien distinctes ; une première d'excitation, une seconde de rémission et une troisième dite phase paralytique ; ce tableau clinique se rapproche singulièrement, comme on le voit, de celui de la méningite tuberculeuse de l'enfance.

Pour simplifier l'étude de ce complexus symptomatique, nous étudierons successivement chacune de ces trois périodes en mettant en relief les principaux signes qui les caractérisent.

1° *Phase d'excitation.* — Elle débute habituellement par un malaise général accompagné d'un certain degré d'agitation et d'insomnie.

La céphalée qui est un symptôme de première importance ne tarde pas à apparaître ; d'une intensité parfois terrible, elle se localise dans la région occupée par l'abcès, le plus souvent dans la région temporale ; elle est continue et présente des exacerbations que réveillent le moindre mouvement, le bruit et la lumière. La pression exercée à la surface du crâne qui avoisine le foyer d'encéphalite détermine des douleurs vives qui arrachent des cris au malade.

Cette céphalée est accompagnée d'un état nauséeux et vertigineux presque continuel et qui se traduit par des vomissements faciles, se produisant et se répétant sans le moindre effort.

A cette période l'agitation est vive et nécessite auprès du patient une surveillance de tous les instants, le subdélire est de règle et la température oscille entre 38° et 40° avec une légère exaspération vespérale.

La durée de cette phase est de trois ou quatre jours ordinairement; exceptionnellement, elle atteint huit ou neuf jours.

2° *Phase de rémission.* — L'agitation du début semble s'être apaisée pour faire place à un calme qui rappelle d'assez près les rémissions trompeuses de la méningite tuberculeuse.

La céphalée moins aigue s'est singulièrement amendée au point de disparaître presque entièrement et le malade semble jouir d'un repos réparateur qui fait croire à une guérison prochaine.

Cette fausse convalescence peut durer plusieurs jours, voire même plusieurs semaines pendant lesquelles le malade quitte le lit et se promène,

L'amélioration paraît définitive jusqu'au moment où la réapparition soudaine des phénomènes de la première période ou d'un ictus apoplectique annonce l'invasion de la troisième période.

3° *Phase paralytique et de coma terminal.* — L'ictus qui marque souvent l'apparition de cette période peut ne durer que quelques minutes ou se prolonger plusieurs heures. Il est caractérisé parfois par des manifestations convulsives toniques et cloniques suivies de parésie ou de paralysie et localisées à la face, à l'un des membres ou étendues à la moitié du corps opposée au siège de la lésion cérébrale.

Le délire qui avait disparu, réapparaît avec la céphalée et l'agitation du début, et il est assez commun d'observer à cette époque, une succession irrégulière des signes d'exaltation et de collapsus caractéristiques de l'encéphalite aigue.

C'est à cette période également que l'on signale les troubles oculaires qui se traduisent par du nystagmus, du strabisme, de la mydriase du côté lésé, de la diplopie avec ou sans hémianopsie et de l'inégalité pupillaire.

Les troubles sensitifs sont moins fréquents que les troubles paralytiques ; ils atteignent le plus souvent la sensibilité générale et sont localisés dans les régions qui sont le siège de manifestations épileptiformes et paralytiques.

La fièvre qui avait présenté une rémission assez marquée subit une recrudescence de un ou deux degrés ; quelquefois cependant elle manque totalement et est même remplacée par de l'hypothermie.

Le coma terminal achève le tableau clinique et termine cette série d'accidents ; le malade plongé dans un état de prostration complet dont rien ne peut le tirer, porte automatiquement les mains à la tête comme pour éloigner un obstacle gênant ; la peau est couverte de sueurs visqueuses et fétides ; la langue est sèche, le pouls devient filiforme et irrégulier, la respiration superficielle et inégale devient presque imperceptible ou prend un caractère stertoreux qui persiste jusqu'à la mort, terminaison habituelle de la maladie.

L'affection toutefois ne se présente pas toujours avec les caractères classiques que nous venons de tracer dans ce court exposé clinique ; elle se présente assez fréquemment avec des allures si différentes et si bizarres que le diagnostic en est fort difficile, sinon impossible.

Tantôt, en effet, les phénomènes d'excitation qui distinguent la période d'invasion et la phase terminale peuvent manquer totalement, ainsi que la fièvre qui l'accompagne habituellement; une dépression complète domine toute la symptomatologie et le malade succombe au milieu de phénomènes comateux entrecoupés d'accès convulsifs ; tantôt les sujets ne présentent ni contractures, ni convulsions, ni fièvre, ils tombent dans le coma et meurent sans avoir pu reprendre connaissance.

Enfin, dans certains cas rares, il est vrai, l'encéphalite suppurée ne s'est révélée par aucun signe durant la vie et l'abcès devient alors une découverte d'autopsie.

Ces formes latentes ont été observées maintes fois, tel est le cas de Jackson qui vit deux abcès du cervelet de la grosseur d'une noisette n'ayant donné aucun symptôme jusqu'à la mort.

DIAGNOSTIC

L'affection est très souvent difficile à reconnaître ; aussi est-elle méconnue fréquemment ; à cause de l'absence de signes précis et positifs capables d'apporter la certitude.

Pour établir ce diagnostic, on se basera donc sur les différents symptômes énumérés plus haut et sur lesquels nous désirons attirer tout spécialement l'attention à cause de leur valeur en la matière ; nous voulons parler du ralentissement des pouls, des altérations du fond de l'œil et de somnolence et d'apathie dans lequel tombe le malade.

Le ralentissement du pouls est, en effet, un bon signe de l'abcès cérébral ; il est une conséquence de l'hyperpression encéphalique engendrée par l'épanchement purulent. Dans certains cas, on l'a vu tomber d'un taux très faible : 46 (Von Bergmann), 44 (Heimann), 42 (Mignon).

L'examen ophtalmoscopique constitue également un précieux moyen de diagnostic : tantôt il revêle une dilatation des vaisseaux rétiniens due à une compression intra-crânienne, tantôt un œdème pupillaire engendré par le même mécanisme, d'autres fois, mais plus rarement, on découvrira une névrite optique du même côté que la lésion.

Enfin, l'état de somnolence continuel du malade constitue selon nous un autre signe assez important de l'abcès du cerveau.

Cet état habituel est comme un acheminement vers le coma qui marque la terminaison de cette grave complication.

Wreden attribue, à tort selon nous, une grande valeur diagnostique à la fièvre dans les phlegmasies cérébrales consécutives aux otorrhées. Suivant cet auteur, elle présenterait trois stades bien distincts :

1° Durant la période initiale qui est courte, la température s'élève rapidement à 39°, 40° pendant un jour et n'est pas accompagnée de frissons.

Dans la méningite diffuse, au contraire, la température ne s'élève que le deuxième ou le troisième jour avec frissons intenses ;

2° Pendant la période d'état de l'abcès cérébral d'origine otique qui débute le soir même du premier jour, la température offre de légères oscillations en se maintenant matin et soir à 39° — 40° pendant les quatre jours qui suivent.

3° La période d'oscillations commence le cinquième jour avec chute de la température matinale et, pendant 7 jours, la courbe thermique se maintient généralement entre 38° et 38° 5 ;

4° Enfin, arrive la phase de défervescence durant laquelle la fièvre décroît lentement pour s'effacer tout à fait avec retour au tracé normal.

La maladie peut alors devenir latente pendant des semaines, des mois et même guérir; cependant dans la moitié des cas, la mort arrive avant la fin du premier mois et dans un tiers des autres cas, à la fin du deuxième mois.

Le diagnostic de l'abcès cérébral devra être fait avec la méningite tuberculeuse de l'enfance qui offre avec lui une analogie symptomatique assez étroite pour permettre la confusion. Cependant la méningite aiguë tuberculeuse se déclare le plus ordinairement spontanément chez un enfant de souche tuberculeuse; la céphalée au lieu d'être localisée est générale, diffuse et souvent beaucoup plus intense que dans l'encéphalite suppurée. Les vomissements, la constipation sont ici de règle ; la raideur de la nuque, le trismus, la rétraction du ventre en bateau, l'attitude en chien de fusil, la constatation de la raie méningitique, la dissociation de la température et du pouls, l'irrégularité du rythme respiratoire, les troubles oculaires, le tout aboutissant au coma final qui survient vers la fin de la deuxième semaine au milieu d'accidents paralytiques, tous ces signes plaident en faveur de la méningite.

La pachyméningite hémorrhagique se reconnaîtra au traumatisme qui l'a provoquée.

Elle se traduit par un état comateux avec phénomènes d'épilepsie partielle et manifestations paralytiques du côté opposé. La température tombe souvent au-dessous de la normale et le pouls est singulièrement ralenti.

La phlébite des sinus est caractérisée par des accidents généraux graves avec état comateux persistant. La fièvre est intense avec exaspération vespérale ; dans les cas de sinusite caverneuse, l'œil est sensible à la pression, il y a de la photophobie et du myosis ; la conjonctive et les paupières sont œdématiées, le globe oculaire est projeté en avant.

Dans les cas de phlébite du sinus latéral, les douleurs sont localisées dans la région mastoïdienne qui est œdématiée et lorsque la thrombo-sinusite est étendue on peut quelquefois sentir un cordon dur et douloureux dans la partie supérieure de la région cervicale et correspondant à la jugulaire interne oblitérée.

L'hémorrhagie cérébrale et le ramollissement par thrombose ou par embolie sont le plus souvent annoncés par un ictus apoplectique et se déclarent spontanément en l'absence de toute suppuration osseuse de voisinage.

Enfin, les tumeurs cérébrales dues à la syphilis, à la tuberculose ou au cancer se reconnaîtront également à leur étiologie, à l'absence de fièvre, à leur évolution lente, aux convulsions épileptiformes et aux troubles oculaires qui sont ici beaucoup plus fréquents que dans la méningo-encéphalite aiguë.

Le diagnostic de l'abcès encéphalique étant posé d'après les signes que nous avons énumérés et surtout par le fait de la constatation d'une suppuration d'origine otique qui constitue un puissant argument en faveur de l'abcès cérébral, il s'agit maintenant d'en déterminer le siège précis tant au point de vue du pronostic que du traitement.

Le lobe frontal est-il intéressé ? Nous aurons de la céphalée frontale le plus souvent accompagnée de crises d'épilepsie bravais-jacksonnienne dans la moitié de la face et les membres du côté, soit sous forme d'hémiplégie, soit sous forme de monoplégie avec ou sans exagération de la réflectivité.

Si la lésion siège à gauche au voisinage de la circonvolution de Broca, il pourra y avoir de l'aphasie motrice et même de l'agraphie si l'abcès atteint le pied de la deuxième frontale. Dans le cas d'altération du lobe sphéno-temporal nous aurons les troubles suivants dus au voisinage de la capsule interne qui est logée dans sa profondeur : la compression ou l'altération des faisceaux antérieurs de la capsule se traduira par une hémiplégie motrice affectant ordinairement les membres supérieur et inférieur du côté opposé et souvent la moitié de la face. Cette hémiplégie est le plus fréquemment spasmodique avec tendance à l'épilepsie spinale.

Si, au contraire, c'est la partie postérieure de la capsule interne qui est lésée, les troubles sensitifs domineront du côté opposé et seront accompagnés d'un symptôme qui, ici, à une grosse importance localisatrice, nous voulons parler de l'hémianopsie.

Ce trouble sensoriel est dû à l'interruption des fibres blanches qui vont du corps genouillé externe à la face interne du lobe occipital. Le chirurgien devra donc intervenir au niveau de la portion la plus reculée du lobe sphénoïdal.

Knapp se fondant sur la constatation d'une céphalée temporale avec hémianopsie chez un enfant de 9 ans atteint d'écoulement purulent de l'oreille porta le diagnostic précis d'abcès sphénoïdal.

L'intervention chirurgicale permit de vérifier l'exactitude du diagnostic.

Dans les cas d'abcès sphénoïdal siégeant à gauche, il est assez fréquent de rencontrer tous les signes de l'aphasie sensorielle, cécité et surdité verbales.

« Un malade de Lannois et Jaboulay ne pouvait trouver « le nom des objets qu'on lui présentait, mais il était par- « faitement capable de répéter correctement les mots qu'il « entendait prononcer à d'autres personnes. Il y avait donc « chez lui interruption de la communication entre le centre « visuel et le centre moteur, mais persistance de la com- « munication entre le centre moteur et le centre au- « ditif. » (1)

La paralysie de l'oculo-moteur commun a été vue dans le cours de l'abcès temporo-sphénoïdal.

La paralysie siège du même côté que la collection purulente et se manifeste cliniquement par de la mydriase et du ptosis. Dons un cas de Mignon rapporté par M. Luc où il y avait de l'aphasie, de la céphalée, du ptosis gauche et de la paralysie faciale droite chez un sujet atteint d'otorrhée chronique, le diagnostic porté fut : abcès localisé à la partie antérieure du lobe sphénoïdal. On trépana, puis on ponctionna

1. Luc, *Du diagnostic et du traitement de l'abcès encéphalique consécutif aux suppurations crâniennes.* — Médecine Moderne, Paris, 1897.

dans cette direction, l'issue du pus démontra que le diagnostic avait été exact.

Si l'abcès siège plus en arrière, c'est-à-dire dans le lobe occipital, il y aura une céphalée postérieure, irradiant vers la nuque et le cou ; l'hémianopsie et l'opistotonos compléteront la symptomatologie.

Rarement la protubérance annulaire est le siège des abcés cérébraux d'origine otique.

Les signes sont alors les suivants : paralysie alterne ou croisée frappant d'un côté les membres et de l'autre la moitié de la face. L'oculo-moteur externe est souvent pris et la portion sensitive du trijumeau, ce qui amène du strabisme convergent et de l'hémianesthésie faciale.

L'abcès cérébelleux est assez fréquent et n'est pas toujours accompagné de symptômes de foyer qui n'ont d'ailleurs pas ici la même valeur que dans les autres territoires de l'encéphale. Les vertiges sont presque la règle ; ils sont la cause de la marche titubante qui caractérise les altérations cérébelleuses.

Les vomissements sont nombreux et faciles ; les troubles de la vision (amblyopie, amaurose) observés sont dus à la compression exercée par la tumeur sur les tubercules quadrijumeaux (1).

La céphalée dans la région occipitale, les douleurs de la nuque qui est contracturée complètent le syndrôme cérébelleux.

1. Coingt, Thèse de Paris.

MM. Aclaud et Ballaure de Saint-Thomas's hospital ont rapporté un cas d'abcès cérébelleux fort intéressant au point de vue clinique et consécutif à une otite moyenne suppurée, survenue chez un jeune garçon de 15 ans.

Cette complication s'est manifestée par du vertige, de l'astasie et des douleurs violentes dans l'occiput. Il y avait en outre de la diplopie, de la déviation oculaire à gauche, du nystagmus horizontal avec névrite optique. Il n'y avait aucune paralysie faciale, mais il y avait de la surdité à droite ; la sensibilité était normale ; les bras étaient parésiés mais plus à droite qu'à gauche. La jambe droite était également parésiée et le réflexe patellaire était exagéré de ce côté ; l'intervention opératoire montra que le foyer purulent siégeait dans le lobe droit du cervelet. Les deux auteurs, conclurent de cette observation que les abcès du cervelet déterminent une parésie du membre supérieur du même côté que la lésion avec exagération de la réflectivité de ce côté et déviation des yeux du côté opposé au siège de l'abcès.

Les symptômes de foyer que nous venons de décrire n'existent malheureusement pas toujours et, dans certains cas, n'ont pas la valeur qu'on leur attribue.

C'est ainsi que la douleur localisée qui a une si grande importance dans l'espèce peut siéger loin du foyer d'encéphalite. On l'a vue, dans un cas d'abcès temporel occuper la région frontale ; Hubbe a vu un abcès avec douleur occipitale et un abcès occipital avec douleur temporale. D'autre part, les symptômes sensitivo-moteurs sont assez rares dans les abcès otitiques.

« L'examen attentif, la localisation exacte des lésions « osseuses péri-otitiques, ne semblent aussi que d'une uti- « lité bien restreinte. » Chipault.

Politzer pense que les abcès du cervelet succèdent ordinairement à la carie de la face postérieure du rocher et les abcès cérébraux à la carie mastoïdienne.

Par contre, Toynbee déclarait que les suppurations cérébelleuses étaient engendrées par les altérations du conduit auditif externe et de la mastoïde, que les abcès du lobe temporo-sphénoïdal étaient dus aux inflammations de la caisse et que les affections du vestibule et du limaçon occasionnaient les abcès du bulbe.

Pour M. Luc, le siège des lésions osseuses aurait une grande valeur pour le diagnostic topographique du foyer encéphalique ; c'est ainsi qu'une altération de la paroi postérieure de l'autre plaidera en faveur d'un abcès du cervelet et qu'une lésion du toit de la caisse fera penser à un abcès siégeant dans le lobe sphénoïdal.

Pour Chipault, les données anatomo-pathologiques permettent heureusement de combler cette insuffisance des signes cliniques en montrant que les abcès d'origine otique de l'encéphale ont presque toujours le même siège.

« Absolument exceptionnels dans le mésocéphale, les lobes « frontaux et occipitaux, ils siègent 95 fois sur 100 dans le « lobe temporal ou dans le cervelet : contre 14 abcès de « siège divers, nous avons pu réunir 151 cas d'abcès tem- « poro-sphénoïdaux et 46 cas d'abcès cérébelleux. Donc, on « peut dire pratiquement : dans trois quarts de cas d'abcès

« encéphaliques d'origine otique, il s'agira d'abcès temporo-« sphénoïdaux ; dans un quart, d'abcès cérébelleux. » (Chipault.)

Marche. — Elle est excessivemement variable ; à côté d'abcès cérébraux qui évoluent en quelques jours comme cela s'observe dans les formes dites foudroyantes, on voit des cas où la maladie dure des semaines, voire même plusieurs mois grâce à des rémissions qui prolongent indéfiniment la durée de l'affection.

La mort est la terminaison habituelle de cette redoutable complication lorsqu'une intervention hâtive n'enraye pas son évolution ; elle peut être précipitée par la diffusion du pus dans les méninges ou par l'ouverture de la poche dans une cavité ventriculaire.

TRAITEMENT

Le traitement constitue la partie la plus intéressante de la question. Il doit être, disons-le tout d'abord, *exclusivement chirurgical*; tout malade porteur d'un abcès cérébral étant voué presque sûrement à une mort certaine et prompte. Mais à quelle période doit-on opérer? Nous sommes d'avis qu'il faut toujours intervenir, même aux phases ultimes de la maladie, alors que l'état du malade paraît complètement désespéré.

« Il faut, en effet, dit M. Luc, avoir assisté à l'evacuation
« chirurgicale de l'abcès cérébral pour se faire une idée de
« ce qu'on est en droit d'en attendre : l'effet est littéralement
« magique, plus frappant s'il est possible que celui de la
« trachéotomie chez un malade asphyxiant. »

Le diagnostic de l'abcès cérébral est porté, l'intervention opératoire est décidée, quelle région du crâne doit-on trépaner?

Les opinions sur ce sujet sont partagées, plusieurs méthodes ont été proposées.

Certains chirurgiens préfèrent ne pas faire de nouvelle ouverture crânienne et suivre la voie créée par les lésions pour aborder le foyer encéphalique, surtout lorsqu'il a son siège dans le lobe temporo sphénoïdal. Ce procédé aurait l'avantage de conduire directement sur l'abcès; mais il présente un grave danger, car c'est au fond d'un foyer purulent, difficile à désinfecter que l'on incise les méninges et la substance cérébrale quelquefois saines à ce niveau. « Cette conduite, au cas où l'on ne trouverait pas de lésions « infectieuses intra-méningées et d'abcès encéphaliques, « risquerait d'en provoquer ». (Chipault).

D'après cet auteur, on ne traitera les abcès profonds par la voie ouverte que dans un très petit nombre de cas : lorsque, d'une collection rétro ou sous-pétreuse, une fistule transdurale conduit jusqu'au foyer encéphalique (Morand, Sutphen, Rehn, Schwartze),ou lorsqu'au fond d'une collection sus-pétreuse, la lésion cérébrale est rendue sûre par la tension et la propulsion de la dure-mère privée de battements. Dans tous les autres cas, il est indiqué de trépaner au niveau même du siège présumé de la collection cérébrale.

a) Pour les foyers extra-duraux qui siègent généralement sur la face postérieure du rocher, on se servira de la gouge et du maillet sur l'os dénudé et on interviendra au niveau de la partie antérieure de la base de la mastoïde en dirigeant la gouge directement en dedans, ce qui permet d'aborder la face postérieure du rocher.

b) Pour les collections encéphaliques, on trépanera

comme nous l'avons déjà dit au niveau de l'abcès même. Or, nous savons que les abcès cérébraux d'origine otique ont presque toujours le même siège. Sur 100 cas, 95 fois l'abcès siège dans le lobe temporo-sphénoïdal ou le cervelet. Les foyers cérébelleux sont quatre fois moins fréquents que les collections sphéno temporales. C'est donc principalement dans ces régions que se dirigeront les recherches.

En cas d'abcès cérébelleux, on trépanera sur le milieu d'une ligne allant de l'inion à la pointe de la mastoïde, ou mieux un pouce et demi en arrière et un peu au-dessous de ce point pour éviter la lésion de l'artère occipitale.

Les abcès temporaux seront abordés par les procédés sus-méatiques conseillés par Bergman, Mac-Ewen et Poirier.

1° *Procédé de Bergman.* — Trépanation dans un quadrilatère limité par deux verticales passant l'une par lé bord postérieur de la mastoïde, l'autre par l'articulation temporo-maxillaire et par deux horizontales, l'une située sur le prolongement de l'arcade zygomatique, l'autre parallèle à cette dernière et à 0,05 c. au-dessus de la ligne zygomatique.

2° *Procédé de Mac Ewen.* — Opération à 3/4 de pouce au dessus de la racine postérieure du zygoma, sur une ligne passant par le rebord postérieur du méat.

3° *Procédé de Poirier.* — Trépanation à 0,03 c. au-dessous du centre méatique permettant de découvrir la 2e circonvolution temporale et le sillon sus-jacent.

Quel que soit le procédé employé, la dure-mère mise à nu, on l'incise crucialement sur une étendue d'environ

0,02 c. On examine attentivement la surface cérébrale qui fait hernie et se présente nettement à l'exploration.

A défaut de la fluctuation en cas d'abcès volumineux et superficiel, on sentira une résistance élastique contrastant avec la mollesse habituelle de la substance cérébrale.

La ponction pourra être faite à l'aide du trocard ou du bistouri et, en cas d'insuccès, répétée en plusieurs points différents.

Dans le cervelet, on pourra sans danger pénétrer jusqu'à une profondeur de 0,05 c., la fonction étant dirigée en avant, en haut et en dedans.

Pour le lobe sphéno-temporal, on ne dépassera pas 0,04 c. pour ne pas blesser le ventricule latéral, dans les cas de ponctions perpendiculaires à la surface cérébrale.

L'abcès vidé et écrasé, on introduira dans sa cavité un drain d'un diamètre d'environ 0,005 m/m que l'on raccourcira à mesure que les dimensions du foyer diminueront.

La plaie est bourrée légèrement de bandelettes de gaze iodoformée ou salolée que l'on recouvre d'une épaisse couche d'ouate hydrophile qui achève le pansement.

Le drain devra être longtemps laissé en place afin de bien assurer l'évacuation complète de la collection qui, sans cette précaution, aurait une tendance à se reproduire.

CONCLUSIONS

Pour conclure ce travail, nous dirons avec Knapp et Luc que tout médecin qui entreprend de mener seul, à bonne fin, un cas donné d'abcès cérébral d'origine otique, doit posséder, outre les connaissances otologiques nécessaires au traitement de l'otite suppurée, cause première de tous les accidents, les notions de pathologie générale permettant d'apprécier le moindre retentissement de l'encéphalite sur l'état général du malade; il doit, en outre, être assez bon neurologiste pour pouvoir, à l'occasion, localiser le siège du foyer et assez bon ophtalmologiste pour apprécier l'état du fond de l'œil ; enfin, comme dernière condition, il doit être doué des connaissances chirurgicales nécessaires pour mener à bonne fin une opération dont l'exécution est le plus souvent fort délicate.

OBSERVATIONS

OBSERVATION I

recueillie dans le service de M. le professeur Duplay (Hôtel-Dieu), août 1896.

J. H..., âgé de 16 ans, présentait depuis sa plus tendre enfance une otorrhée double, mais plus prononcée à gauche. Depuis deux ans, le petit malade se plaint d'accès douloureux dans l'oreille gauche ; quand, subitement, des douleurs vives se manifestent dans toute la région auriculaire de ce côté, en même temps que la suppuration diminue.

La douleur est vive surtout au niveau de la mastoïde et la pression en cet endroit arrache des cris au patient.

La température est 38° et s'élève le soir d'un degré environ.

Le quatrième jour, on procède à l'antrectomie et on enlève les fongosités qui tapissent la cavité qui était remplie d'un liquide séro-purulent très fétide.

Malgré cette intervention, les accidents persistent ; le petit malade est pris de vomissements répétés, de vertiges et de douleurs excessives à gauche dans la région de la nuque, quinze jours après l'opération.

Le diagnostic d'abcès cérébelleux fut porté et on procéda le lendemain à une seconde intervention.

On agrandit l'ouverture qui avait été faite et qui était loin d'être fermée et l'on procéda à l'ouverture de la fosse cérébelleuse en arrière de la mastoïde ; la dure-mère mise à découvert fut incisée et le bistouri plongé dans le lobe gauche du cervelet à une profondeur de 0.01 c. donna issue à un liquide purulent d'une odeur fétide.

Une mèche de gaze iodoformée fut introduite dans la profondeur de la plaie qui fut recouverte d'un pansement antiseptique.

Le lendemain, les douleurs de tête avaient presque disparu, la température ne dépassait pas 37° 8 et l'enfant sortait de cet état de somnolence dans lequel il était plongé depuis l'apparition des accidents cérébelleux.

Les pansements furent renouvelés tous les deux jours pendant la première semaine ; et, tous les quatre jours, la seconde et la troisième semaine, la suppuration ayant singulièrement diminué.

Le petit malade a parfaitement guéri et l'otorrhée de ce côté a presque disparu entièrement.

OBSERVATION II

rapportée par M. le Dr Luc dans les Archives de Laryngologie, 1897.

Evidemment attico-antral, bilatéral, pour une ostéite fongueuse de cette région. Perforation spontanée du tegmen à droite, avec chute de la dure-mère gênant le curettage du foyer. — 8 jours plus tard, signes d'abcès cérébral à droite. Ouverture chirurgicale d'un abcès profond du lobe sphénoïdal droit. — Reproduction de l'abcès, après drainage insuffisant. Réouverture de l'abcès et drainage intra-cérébral jusqu'à 6 centimètres de profondeur. — Mort après une survie de deux mois, avec signes d'épanchement ventriculaire aigu.

Gabrielle Ch..., 15 ans, jeune fille d'une forte constitution, a été opérée, il y a cinq ans, de végétations adénoïdes. Dix-huit mois plus tard, sans cause apparente, l'oreille droite commence à suppurer. Quelques mois après, l'oreille gauche suppure à son tour. Pour cette double suppuration la jeune fille a été soignée successivement par plusieurs spécialistes. L'un d'eux aurait fait plusieurs extractions de polypes dans les oreilles. Malgré tout, la suppuration des oreilles persista sans aucune atténuation.

17 juin 1896. — Je vois la malade pour la première fois. Je constate un écoulement très fétide des deux oreilles : les conduits sont étroits et l'inspection otoscopique difficile. Je puis toutefois noter une destruction complète des tympans : je ne vois pas de fongosités dans les caisses. Après lavage des oreilles je pratique un tamponnement iodoformé des deux cavités tym-

paniques avec l'intention de le renouveler moi-même tous les deux jours.

20 juin. — Trouvant la suppuration toujours abondante et aussi fétide que la première fois, je soupçonne la participation de l'antre mastoïdien (non atteint par le tamponnement à à la suppuration tympanique et je commence à faire entrevoir aux parents de la jeune fille la nécessité probable, à courte échéance, d'une opération chirurgicale sur les deux oreilles. En attendant, la malade habitant hors de Paris, et ne pouvant facilement venir tous les jours chez moi pour ses pansements, je fais pratiquer par sa mère plusieurs lavages boriqués par jour suivis d'instillations de glycérine phéniquée à 1|15.

21 juin. — Apparition, pour la première fois, de douleurs violentes dans la moitié droite de la tête, et surtout dans la tempe. Température auxiliaire 39°.

22 juin. — Appelé auprès de la jeune fille, je constate un point douloureux à la pointe de l'apophyse mastoïde droite, sans gonflement. Ecoulement toujours abondant et fétide.

23 juin. — Diminution de la suppuration à droite coïncidant avec un redoublement de la douleur temporale et de la fièvre. Température auxiliaire 40_o, 9.

24 juin. — Persistance de la fièvre et de la douleur.

25 juin. — Réapparition de la suppuration à droite accompagnée d'une défervescence complète et d'une accalmie qui se maintiennent jusqu'au 29 juin.

29 juin. — Réapparition des douleurs et de la fièvre (39°), accompagnées cette fois d'un nouveau symptôme, de vomissements verts avec état nauséeux continuel, les vomissements se produisant à l'occasion de tout déplacement de la malade. Le Dr Paillotte, médecin habituel de la malade, constate en outre

un peu d'albuminurie, 1 gr. par litre. Les vomissements se reproduisent le 30 juin et le 1er juillet.

1er juillet. — Rappelé près de la jeune fille, je m'alarme de ces vomissements bilieux dans lesquels je crois voir une menace de complication intra-cranienne et je décide de pratiquer dès le lendemain matin l'évidement pétro-mastoïdien. Bien que les symptômes alarmants n'existent que du côté droit, je me résous à opérer les deux oreilles dans la même séance, étant donné qu'une oreille suppurante nécessite des soins tout différents suivant qu'elle a été ou non opérée, et craignant que si l'oreille gauche n'est pas opérée, les pansements fréquents qu'elle nécessitera ne nous obligent à déranger sans cesse le pansement à demeure post-opératoire de l'oreille droite.

2 juillet. — Je pratique, d'abord sur l'oreille droite, puis sur la gauche, l'opération de Stacke étendue à l'antre, avec l'aide des Drs Gouly et Paillotte, le chloroforme étant administré par le Dr Bresson. Cette double opération fut terminée en deux heures : elle ne fut pourtant pas exempte de difficultés : la cavité tympano-antrale étant à gauche comme à droite très exiguë et située à une grande profondeur sous une couche extrêmement épaisse de tissu compact. L'oreille droite présentait en outre une lésion toute spéciale rendant l'opération particulièrement laborieuse et dont j'avais eu l'occasion de rencontrer un exemple semblable dans une intervention antérieure : tout au fond du conduit étroit, à travers le tegmen détruit, la dure-mère faisait saillie dans la cavité tympanique, rétrécissant encore ses dimensions si exiguës et rendant l'emploi de la gouge et de la curette extrêmement laborieux et délicat dans l'étroit espace compris entre le cerveau coiffé de la dure-mère, le nerf facial, et le sinus latéral. J'attachai d'autre part une grande impor-

tance, au point de vue du pronostic, à cette constatation de la dénudation de la dure-mère, sachant que c'est dans ces conditions que l'abcès cérébral se produit le plus volontiers. Aussi, dès ce jour, représentai-je à mes aides cette grave complication comme possible et je leur fis remarquer que dans le cas où elle se produirait la voie était tout ouverte vers le lobe sphénoïdal où il serait tout indiqué d'aller la rechercher, du fait de la topographie toute spéciale des lésions osseuses.

Les deux foyers osseux furent, suivant mes habitudes, badigeonnés avec une solution de chlorure de zinc. à 1/5 ; puis tamponnés avec de la gaze iodoformée.

Le lendemain et le surlendemain de l'opération, la température axillaire oscilla encore de 38° à 38°, 9.

La défervescence ne se produisit que le 5 juillet, accompagnée d'une grande amélioration de l'état général.

6 juillet. — Je renouvelle les deux pansements et trouve les plaies dans un état très satisfaisant.

8 juillet. — Réapparition des douleurs dans la tempe droite, des nausées et des vomissements verts. La température oscille entre 36°,5 et 39°. Un purgatif provoque des selles abondantes.

9 juillet. — Je trouve la malade dans l'état suivant : elle est somnolente, répond exactement mais péniblement aux questions qu'on lui adresse : elle se plaint toujours de douleurs dans la tempe droite : elle peut encore se lever pour son pansement, mais elle éprouve en quittant son lit de violents vertiges accompagnés de nausées et de vomissements bilieux. Pas de modifications pupillaires : pas de troubles de la sensibilité ni du mouvement ; pas d'hémianopsie, pouls régulier et lent (63). Sur cet ensemble de symptômes caractéristiques (céphalée malgré l'ouverture du foyer osseux, vomissements verts avec ver-

tige, somnolence, ralentissement du pouls et athermie), je pose sans hésitation le diagnostic d'abcès encéphalique et, en raison de la localisation spéciale des lésions osseuses, je localise l'abcès soupçonné dans le lobe temporo-sphénoïdal droit. Dès le soir même je prends toutes mes dispositions pour procéder, le surlendemain matin, à l'opération indiquée, mais je me propose de ne faire part de mes intentions à la famille que le lendemain, quand le coma aura, suivant toutes les probabilités, succédé à la somnolence, constituant un élément d'alarme suffisamment impressionnant.

10 juillet. — Un télégramme m'annonce que le coma attendu s'est produit : je me décide à ne pas différer au lendemain mon intervention et, le jour même, à cinq heures du soir, je suis près de la malade avec mes aides et tout ce qui est nécessaire pour l'opération. Après un nouvel examen de la jeune fille, j'annonce aux parents qu'elle est irrémédiablement perdue si nous laissons les choses suivre leur cours naturel, que seule l'ouverture du crâne peut nous donner des chances de salut et que ces chances me paraissent très grandes si nous pouvons intervenir le jour même.

Les parents ayant donné leur consentement, je procède, séance tenante, à l'opération projetée.

Le coma étant encore très léger, et la jeune fille réagissant fortement sous l'influence de la moindre excitation, je me décide à la chloroformer et c'est le Dr Paillotte qui veut bien se charger de la narcose en l'absence du Dr Bresson qui n'a pu être prévenu à temps. Je suis assisté par le Dr Gouly et par le Dr Liébaud, habitant la localité.

Pour mettre à jour la région cérébrale suspecte je suivis la pratique préconisée par Schede et par Hansberg consistant à suivre pas à pas la lésion osseuse. Je commençai donc par prolonger en avant, horizontalement au-dessus du pavillon de l'oreille, l'extrémité supérieure de ma première plaie opératoire : je fis partir, en outre, de la partie moyenne de la prolongation de l'incision, juste au-dessus du conduit auditif, une courte incision perpendiculaire à la première, longue de trois centimètres et destinée à me donner plus de jour. Les parties molles ayant été refoulées, y compris le périoste, je me mis à agrandir, d'abord avec la gouge et le maillet, puis avec la pince coupante, la perforation osseuse notée au niveau du tegmen, de bas en haut, puis d'arrière en avant, jusqu'à ce que j'eusse créé au dessus du conduit auditif externe une fenêtre laissant la dure-mère à nu, mesurant exactement trois centimètres de long et s'élevant d'un bon centimètre au-dessus du plancher de l'étage moyen du crâne. La dure-mère était saine. Elle fut incisée d'arrière en avant sur une longueur de deux centimètres, puis de bas en haut de manière à avoir une ouverture cruciale. Il se produisit au cours de cette manœuvre une petite hémorragie, peu gênante d'ailleurs.

A travers la boutonnière ainsi créée le tissu cérébral fit aussitôt hernie sous forme d'une bouillie diffluente représentant le volume d'une noisette. Le tissu cérébral était animé de pulsations très nettes. Je procédai alors à la recherche de l'abcès conformément à la pratique que j'avais adoptée lors de mon opération antérieure, au moyen d'un long bistouri étroit que j'enfonçai dans le tissu cérébral, d'abord bien exactement au-dessus du conduit auditif et perpendiculairement à la surface cérébrale, à une profondeur de deux centimètres, en ayant soin, le bistouri une fois enfoncé, de lui imprimer un léger mouvement de rotation de façon à faciliter l'écoulement du pus. Cette ponction fut répétée sans résultat sur huit points différents de la région cérébrale dénudée et dans des directions différentes en ne dépassant jamais trois centimètres afin d'éviter la blessure du ventricule latéral. Prenant alors en considération les douleurs temporales persistantes de la malade, j'agrandis antérieurement la brèche osseuse et pratiquai une neuvième ponction à la partie antérieure du lobe sphénoïdal : cette nouvelle tentative ayant été infructueuse, je revins à la place de ma première ponction et j'enfonçai cette fois le bistouri un peu obliquement en arrière à une profondeur de quatre centimètres : j'eus la sensation que la pointe du bistouri rencontrait une membrane élastique tendue : je surmontai sa résistance et je perçus aussitôt un bruit de gaz qui s'échappe en même temps que s'écoulait un flot de pus crémeux, verdâtre, d'une horrible fétidité, accompagné de gaz, et dont la quantité fut unanimement évaluée par nous à deux cuillerées à soupe. Je trouvai une grande difficulté à retrouver le trajet de l'abcès pour y loger un drain par lequel je lavai la poche avec une solution tiède saturée d'acide borique : ce drain fut fixé à l'un des bords de la plaie cutanée par un point de suture. La surface cérébrale herniée fut recouverte de petites bandelettes de gaze iodoformée trempées dans une solution de de formol à 1|1.000 et soigneusement exprimées ensuite. Je renouvelai par la même occasion le tamponnement des cavités osseuses, et appliquai un pansement ouaté légèrement compressif.

La malade ne tarda pas à se réveiller, mais elle entra bientôt dans un état d'agitation violente avec délire et laissant échapper inconsciemment ses urines. Le lendemain 11 juillet, 9 heures du matin, je la trouve dans le même état de délire et d'agitation. Le pouls qui marquait 63 avant l'opération était remonté à 100. Température 38°.

Je la revois à 5 heures du soir. Son agitation est moindre : elle répond assez exactement aux questions qui lui sont adressées avec une certaine insistance, mais ne reconnaît personne.

Le pansement est renouvelé et l'abcès lavé avec une solution tiède de formol à 1/1.000. Température 37°,5. Dort profondément la nuit suivante.

12 juillet. — Pouls 88. Température 36°,9. La malade reconnaît son père et sa mère, indique exactement son âge et la date de sa première communion, garde le lait qu'elle prend ; la solution injectée dans l'accès ressortant parfaitement clair, je supprime le drain. En revanche, remarquant que la hernie du cerveau menace de compromettre le drainage du foyer osseux, je glisse par la plaie un petit drain sous cette hernie et je tamponne très soigneusement le conduit auditif jusque dans la cavité tympanique.

13 juillet. — Nous notons comme particularité, dans cette journée, des baillements incessants. Température 36°,4. Pouls 70. Retour complet de la connaissance. La malade se rend ellemême de son lit à la table sur laquelle on pratique le pansement.

L'abcès cérébral est fermé. Après avoir détamponné le conduit auditif, je constate que la solution de formol injectée par le drain ressort facilement par le conduit. Le drainage du foyer osseux est donc bien assuré.

14 juillet. — Retour de l'appétit. Disparition de toute trace d'albumine.

15 juillet. — La malade commence à présenter un appétit vorace. Elle s'inquiète à tout instant de ce qu'on va lui donner

à manger Le mieux s'accentue rapidement les jours suivants et le 19 juillet, neuf jours après l'opération, la jeune fille peut descendre à son jardin. Elle paraît revenue à un état cérébral normal, à part une certaine accentuation du côté enfantin de son caractère.

23 juillet. — La cicatrisation de la plaie cutanée fait de grands progrès.

La hernie cérébrale offre une teinte gris-jaunâtre et paraît tendre à se sphacéler. L'iodoforme dont on la saupoudre chaque jour est remplacé par le traumatol.

23 juillet. — Vomissement alimentaire accompagné d'une légère élévation thermique 38°,5, que l'on attribue à un bain pris peu de temps après le repas.

24 juillet. — Le malaise de la veille est complètement dissipé. Progrès rapide de la cicatrisation de la plaie. La hernie cérébrale paraît se réduire et se confond à sa périphérie avec les granulations de bonne apparence des bords de la plaie ; la malade joue du piano, se promène dans son jardin, mange avec appétit, et paraît parfaitement gaie et bien portante. Le soir même de ce jour, elle commence à être prise de somnolence : elle pousse des gémissements presque toute la nuit, accusant une céphalée frontale qu'elle ne localise pas plus à droite qu'à gauche. On ne peut la dresser dans son lit sans qu'elle soit prise de vertiges et de vomissements verts. Les symptômes s'accusent le lendemain 25 juillet.

Rappelé près de la malade par télégramme, je la trouve couchée sur le côté droit, fuyant la lumière, répétant sans cesse : J'ai mal au cœur ; elle paraît complètement absorbée par son malaise et il faut une grande insistance pour fixer son attention et lui arracher des réponses qui sont d'ailleurs exactes. La température axillaire lors de ma visite (7 heures du soir) était 37°,8. Pouls 88.

Pas de troubles moteurs ni sensitifs. Pas d'hémianopsie. Je diagnostique un nouvel accès cérébral ou plutôt une nouvelle collection de pus renfermée dans la poche primitive par suite d'une ouverture et d'un drainage insuffisants. Je me propose de ponctionner dès le lendemain matin la hernie cérébrale.

26 juillet. — A 10 heures du matin je suis près de la jeune fille, assisté du Dr Bresson et du Dr Flammarion, qui remplace le Dr Paillotte. Je cherche tout d'abord à procéder à un examen ophtalmoscopique de la malade, en vue de trouver de ce côté un élément confirmatif de mon diognostic, mais la jeune malade dont l'agitation est extrême oppose une telle résistance à cette tentative que je suis forcé d'y renoncer. La température axillaire est à ce moment de 37° et le pouls à 80. La hernie cérébrale se montre animée de très légères pulsations. J'enfonce au milieu de la hernie un trocart de moyenne dimension et je ramène, à moins d'un centimètre, du pus, en même quantité, et présentant les mêmes caractères que lors de la première évacuation. Je glisse aussitôt le long du trocart un bistouri et je pratique cette fois dans la substance cérébrale une longue incision de deux centimètres. Il paraît évident que, comme je l'avais supposé, l'abcès, insuffisamment ouvert et draîné la première fois, s'est reformé insensiblement les jours précédents et a continué à se développer vers la surface, ce qui explique sa situation plus superficielle la seconde fois.

C'est ici le moment de dire que l'examen du pus du premier abcès qui avait été recueilli à l'aide d'un tube de Pasteur au moment de l'opération avait été confié par nous à notre ami M. Jean Binot, interne des hôpitaux et préparateur au laboratoire de l'Institut Pasteur. Cet examen lui avait révélé la présence d'une grande proportion de streptocoques courts, de pneumocoques, de quelques rares staphylocoques.

L'abcès ouvert fut longuement lavé avec une solution tiède de sublimé à 1[2.000, puis étanché avec de la ouate, saupoudré de poudre d'iodoforme, et bourré de gaze iodoformée. Le pansement terminé, la malade fut retransportée dans son lit, où elle s'endormit profondément.

27 juillet. — L'abcès cérébral a continué apparemment à couler depuis la veille, car je trouve les pièces de pansement abondamment trempées par du pus fétide ; état satisfaisant. Température 37°. Disparition de la céphalée, mais il reste la gastralgie et un état nauséeux. La jeune fille a rejeté du lait que l'on a voulu lui faire prendre. Après avoir levé le pansement je constate que la cavité de l'abcès s'est considérablement réduite depuis la veille ; il est toujours largement ouvert, grâce à la mèche de gaze iodoformée qui y a été introduite. En vue de modifier et de désinfecter sa paroi interne, j'en pratique le badigeonnage avec un petit tampon d'ouate imprégné d'une solution iodo-iodurée à 1[40. Après quoi la cavité est de nouveau saupoudrée d'iodoforme et tamponnée comme la veille. J'apporte, en même temps, un grand soin au tamponnement et au drainage des foyers osseux dont l'aspect est d'ailleurs satisfaisant, car je n'y constate ni pus en stagnation ni fongosités.

28 juillet. — En levant le pansement je constate que toute fétidité a disparu et que la gaze iodoformée est fort peu imprégnée. Le seul symptôme qui persiste chez la malade est une inappétence accompagnée de nausées. Température 37°. Pouls 80.

29 juillet. — Etat parfaitement satisfaisant. Retour de l'appétit et de la gaîté.

31 juillet. — Continuation de l'amélioration. Je note une inégalité pupillaire, la pupille gauche étant plus dilatée que la droite. Cette inégalité disparaît les jours suivants.

Pendant les premiers jours d'août rien de particulier à noter. La jeune fille continue de se trouver bien : elle mange avec appétit, et a presque repris sa vie habituelle. Tous les deux jours les pansements sont renouvelés : ils consistent à introduire une mèche de gaze iodoformée au fond de chacun des foyers osseux, ainsi que dans le trajet de l'abcès cérébral ouvert au bistouri. Je pensais jusque-là que la cavité de cet abcès se réduisait à la petite poche superficielle que je bourrais de gaze iodoformée à chaque pansement, m'expliquant la disproportion entre l'exiguité de cette poche et la grande quantité de pus évacué lors de mon intervention par la supposition, qu'immédiatement après cette évacuation il s'était produit un resserrement des parois de l'abcès, et pourtant je n'avais pu par cette supposition me rendre compte, pourquoi, le lendemain de ma seconde intervention sur le cerveau, après que j'avais cru laver complètement la cavité de l'abcès, j'avais trouvé les pièces de pansement imprégnées d'une grande quantité de pus fétide, d'origine évidemment cérébrale, qui s'était écoulée pendant la nuit.

C'est le 6 août seulement, presque exactement un mois après ma première opération sur le cerveau, qu'il me fut donné de me rendre un compte exact des particularités précédentes et de me faire une idée précise des dimensions et du siège des lésions encéphaliques. Ce jour-là en effet je fus invité à me rendre près de la jeune fille que j'avais soigneusement pansée la veille, le pansement étant trempé depuis la nuit par une grande abondance de pus horriblement fétide. Arrivé près de la malade avec le Dr Gouly, je constatai l'exactitude de ces renseignements, et supposant bien que le pus écoulé provenait du cerveau, comme en témoignait suffisamment sa fétidité spéciale, j'introduisis un long stylet ayant à peu près l'épaisseur d'un cathéter d'oreille ordinaire dans le trajet cérébral où je ne pouvais généralement faire pénétrer la gaze iodoformée à plus d'un centimètre de profondeur.

Grande fut ma surprise de voir le stylet s'engager sans difficulté à une profondeur ne mesurant pas moins de cinq centimètres, autant que je pus m'en assurer par une mensuration exacte, en même temps qu'il donnait la sensation de se mouvoir dans une grande cavité. La direction du trajet paraissait oblique en haut et en dedans. Cette introduction du stylet donna lieu à un abondant écoulement de pus fétide, pareil à celui qui imbibait le pansement. Je compris alors que la petite cavité à laquelle s'étaient jusque-là limitées mes manœuvres de tamponnement et de drainage n'était qu'une sorte de vestibule communiquant plus ou moins mal avec une cavité beaucoup plus grande, située en dedans d'elle, et qui évacuait d'une façon intermittente le trop plein de son contenu. Je réussis à introduire jusqu'au fond de ce foyer un petit drain que j'avais sous la main et par lequel je vis le pus continuer de s'écouler : je pratiquai alors avec un bistouri glissé le long de ce drain plusieurs incisions dans différents sens dans la substance cérébrale, de façon à faire place à un second drain qui fut insinué à côté du premier : je pus ainsi laver complètement la cavité de l'abcès avec une solution tiède de formol à 1[2.000 que j'injectais par un des drains et qui rejaillissait par l'autre. Au temps qui s'écoulait pour que le liquide injecté ressortit et à la quantité de liquide qui continuait de s'écouler, après que la seringue avait été enlevée, il était facile de juger qu'on avait affaire à une poche volumineuse, dont les dimensions ne devaient guère être inférieures à celles d'un œuf de poule.

La jeune fille supporte toutes ces manœuvres assise sur une chaise, n'accusant ni douleurs ni sensations vertigineuses. Il est remarquable que la présence de la collection purulente infecte qu'elle portait depuis plusieurs jours dans la profondeur de son lobe sphénoïdal ne s'était traduite chez elle par aucun symptôme : elle accusait seulement depuis la veille un peu de sécheresse de la langue, mais continuait de manger de bon appétit.

7 août. — Toute fétidité a disparu. Etat général bon.

Température 37° — Langue toujours un peu sèche. Je trouve la cavité de l'abcès encore remplie par la solution de formol injectée la veille. Je remplace les deux petits drains par un gros drain de caoutchouc à extrémité évasée (type servant au drainage fronto-nasal) ayant six millimètres de diamètre et que je fais pénétrer à cinq centimètres de profondeur. Lavage avec une solution de formol à 1/2.000, provoquant encore l'issue de quelques rares flocons purulents, puis avec une solution iodo-iodurée à 1[40 que je laisse séjourner dans la cavité pathologique jusqu'au pansement suivant.

10 août. — Nouvelle alerte : à 5 heures du soir, température 37°, 8 ; pouls 125. Il y a eu de petits frissons dans la journée. Inappétence. Langue sèche. Haleine fétide.

11 août. — 11 heures du matin. Céphalée frontale sourde, depuis la veille. L'inappétence se complique d'état nauséeux. Néanmoins la jeune fille a bien dormi et reste gaie. Température : 36°, 8 ; pouls 120.

Un bistouri mince est plongé dans la substance cérébrale, en divers points et dans les directions diverses, sans provoquer la sortie de pus.

Deux drains minces sont introduits côte à côte et laissés à demeure. La profondeur à laquelle pénètre le supérieur dépasse sensiblement 4 centimètres.

Immédiatement à la suite de l'introduction des drains la jeune fille accuse une céphalée frontale violente, des nausées et du vertige. Elle est aussitôt remise au lit. Son pouls, à ce moment, est tombé à 48. De cinq minutes en cinq minutes, il remonte successivement à 60, 68 et 72. Vomissement de bile mêlée de caillots de lait ; puis deux vomissements verts, dans la journée, 38°,1 le soir.

12 août. — Détente. La jeune fille a bien dormi. Température : 36°,9. Retour de l'appétit et de la gaîté, diminution de la fétidité de l'haleine Langue humide. Pouls 100.

Cette détente s'explique par le fait de l'écoulement par les drains d'une assez grande quantité de pus dilué par le liquide injecté, la veille. Je constate en pratiquant des injections par les deux drains que leurs trajets ne communiquent pas l'un avec l'autre, que le supérieur conduit dans la poche principale.

14 août. — État très satisfaisant. Température 37°,8; pouls 68. Je remplace le tube fin supérieur par un gros drain mesurant six millimètres de diamètre et cinq centimètres de long et qui est introduit à fond dans la cavité.

Désirant mesurer exactement la capacité de la cavité suppurente, je commence par la vider par aspiration. J'en retire ainsi du liquide clair, teinté en brun, soit par du sang, soit par l'iode introduit antérieurement. Je réussis ensuite à y faire pénétrer exactement 20 cubes d'eau tiède saturée d'acide borique, dont la plus grande partie s'échappe en jaillissant, au moment où je retire la seringue. C'était bien là l'extrême limite de la capacité de la poche, car, au moment où elle a été atteinte, la jeune fille a accusé de la douleur frontale et du vertige.

15 août. — Je quitte Paris pour quinze jours, confiant à mon ami, le Dr Gouly, le traitement de la maladie.

Persistance du bon état général pendant toute la semaine qui suit.

Dès le 17 août le drain inférieur tend à ressortir et ne peut être réintroduit que difficilement. Le Dr Gouly le raccourcit progressivement.

19 août. — Le Dr Gouly note la sortie par le drain supérieur d'une petite quantité de liquide roussâtre et filant.

21 août. — Mauvaise nuit. Etat nauséeux. Température 37°,8.

22 août. — Disparition des symptômes de la veille.

23 août. — Céphalée frontale. Langue sèche. Haleine très fétide. Les drains contiennent un peu de pus.

24 août. — Même état. Il s'écoule par le drain supérieur une petite quantité de liquide roussâtre et filant. L'injection d'eau boriquée par te tube provoque une violente douleur frontale qui se dissipe très vite.

26 août. — Disparition de tout symptôme inquiétant. Le lavage de la cavité pathologique se fait facilement et le liquide injecté ressort clair.

31 août. — Je revois ma malade après une absence de dix-huit jours. Elle-même est venue m'ouvrir la grille de son jardin. Sa mine est excellente. Elle accuse un fort appétit et n'a pas de fièvre. Elle se plaint seulement, notamment la nuit, d'un peu de sécheresse de la bouche. Pourtant la langue est humide au moment de ma visite.

La plaie opératoire gauche est complètement cicatrisée.

Il en serait de même à droite sans la présence des deux drains qui sont complètement entourés par le tissu de cicatrice. En revanche les oreilles continuent à suppurer et l'examen des caisses est rendu bien difficile par l'étroitesse des conduits. La suppuration est moindre à gauche mais très fétide. Une injection poussée avec force de ce côté détermine l'expulsion de quelques lames épidermiques et d'un petit polype. Je n'en distingue par d'autres et pratique un attouchement avec une solution de chlorure de zinc à un cinquième, au niveau de l'implantation du polyte. A droite, le fond de la caisse est en partie masqué par une masse fongueuse, saignant facilement et paraissant faire corps avec la substance cérébrale qui a toujours fait hernie à ce niveau.

Je la touche avec la même solution de chlorure de zinc.

Je passe à l'examen de l'abcès cérébral. Je retire et supprime définitivement le drain inférieur qui semble aboutir à un cul-de-sac peu profond et dont l'utilité ne me paraît pas démontrée.

Le drain supérieur plonge toujours à une profondeur de près de cinq centimètres. J'y fais pénétrer environ cinq centimètres cubes d'une solution boriquée qui ressort teintée de sang. La jeune fille accuse alors une forte douleur frontale qui se calme rapidement.

Le pansement terminé, elle se déclare très bien et m'accompagne, en causant gaiement, jusqu'à l'extrémité de son jardin. Je ne devais retourner près d'elle que le surlendemain.

Je suis pourtant rappelé dès le lendemain, 1er septembre, la situation s'étant aggravée.

Je trouve en effet la jeune fille moins gaie que la veille, sans appétit, fébrile (37°,7) et accusant de la céphalalgie frontale et des nausées.

Dans le but de m'assurer si le drain fonctionne bien et s'il ne reste pas de pus en stagnation dans le foyer, j'adapte au drain la seringue vide et je retire lentement le piston. Cette manœuvre aspiratrice amène en dehors cinq centimètres cubes de liquide, mais pas de pus.

Il est impossible de faire pénétrer le drain à plus de cinq centimètres de profondeur. Je le retire et lui substitue un drain de calibre moitié moindre que je fais glisser sans le moindre effort jusqu'à une profondeur de six centimàtres. Ce drain est laissé en place.

Dans la journée la jeune fille qui a eu, le matin, sous mes yeux un vomissement alimentaire, est prise deux fois de vomissements glaireux. La céphalalgie frontale continue. Le soir, à 4 heures, la température monte à 37°,8.

2 septembre. — Température matin 38°,7. Je revois la jeune fille à 5 heures du soir. La température marque 38°,6 et son pouls 100. Elle n'a pas vomi de la journée, cause avec une certaine gaieté et se déclare mieux que la veille ; mais elle est toujours sans appétit.

Je trouve le drain très à l'étroit dans le trajet cérébral et tendant à en ressortir, tandis que, la veille, il s'y mouvait très à l'aise.

Je tente d'y faire pénétrer avec une extrême lenteur une petite quantité d'une solution de formol à 1|2 p. 1000, mais à peine cinq centimètres cubes y ont-ils pénétré que la jeune fille accuse un redoublement de sa céphalée frontale, avec sensation de dyspnée et affaiblissement du pouls (sans ralentissement).

La température s'élève dans la soirée (50°) et la céphalée persiste, toute la nuit, avec une grande violence.

3 septembre. — La jeune fille a dormi, toute la matinée. A la suite de ce repos, la céphalée a diminué, mais elle reparaît au moindre déplacement de la malade dans son lit. Elle ne délire pas, mais elle est notablement absorbée. Pas de vomissements. Température 39°,2 le matin et 38°,6 le soir ; pouls, à 5 heures du soir, 108.

Pupilles égales.

En raison de la gravité de la situation, je pense qu'une nouvelle intervention peut être urgente d'un moment à l'autre, et comme la confiance de la mère de la jeune fille paraît fort ébranlée à cet égard, je juge à propos d'appeler en consultation le Dr Broca étant donnée sa grande compétence bien connue en chirurgie cranienne.

Le lendemain, 4 septembre, à 10 heures et demie du matin, le Dr Broca se trouve avec moi au chevet de la malade.

Depuis la veille, le tableau clinique s'est de plus en plus accentué dans le cas d'une compression intra-cranienne de nature inflammatoire.

La jeune fille ne délire toujours pas, mais son état de somnolence s'accuse de plus en plus. Elle se plaint sans cesse de douleurs de tête et de nausées et est prise fréquemment de vomissements verts.

La température est de 37°,7. Le pouls est régulier et marque 64.

C'est la reproduction exacte de l'ensemble clinique observé antérieurement, toutes les fois que la jeune fille a été sous l'influence d'une collection purulente encéphalique.

En raison de la profondeur extrême atteinte actuellement par le drainage intra-cérébral, nous songeons aussi à la possibilité d'une extension de l'infection à la cavité ventriculaire. Nous nous décidons toutefois à intervenir sur-le-champ, dans l'espoir de découvrir une nouvelle collection de pus, située en dehors du trajet drainé jusqu'ici.

Après chloroformisation, les téguments sont incisés horizontalement en avant et en arrière de la fistule cérébrale et la brèche osseuse élargie avec la gouge et le maillet. La substance cérébrale est ensuite largement incisée au point de pouvoir admettre le petit doigt ; par la large brèche ainsi créée, le lobe sphénoïdal est ponctionné au bistouri, à plusieurs reprises et jusqu'à ses extrêmes limites, dans toutes les directions, sans issue du pus. Le petit doigt introduit dans ce lobe par la large incision qui vient d'y être faite, se meut à l'aise dans une vaste cavité constituée par le trajet primitivement drainé et augmenté des incisions qui viennent d'y être pratiquées. Nulle part il ne rencontre de paroi rénitente pouvant faire songer à une collection liquide sauf tout à fait dans la profondeur, au niveau de la région ventriculaire.

Nous sommes donc amené à la conclusion que les symptômes constatés doivent être mis sur le compte d'une hydropisie ventriculaire à laquelle a abouti la marche serpigineuse de plus en plus profonde de la suppuration encéphalique.

Nous nous décidons, en désespoir de cause, à plonger un trocart fin dans cette direction et nous obtenons l'issue d'une grande quantité de liquide ventriculaire.

Un gros grain entouré de gaze iodoformée est introduit dans le foyer. La jeune fille reprend partiellement connaissance après notre départ ; puis elle retombe dans la somnolence et succombe vers minuit.

www.ingramcontent.com/pod-product-compliance
Ingram Content Group UK Ltd.
Pitfield, Milton Keynes, MK11 3LW, UK
UKHW020329220726
13923UKWH00003B/1463

9 782019 277949